PROJET

DE

VIABILITÉ NOUVELLE

DANS PARIS ET SES ABORDS

PRÉCÉDÉ D'UN APERÇU

SUR LA POSSIBILITÉ D'ÉTABLIR DES CHEMINS DE FER-PROMENADE

DANS LES PARCS PUBLICS

NOTAMMENT DANS LE BOIS DE BOULOGNE

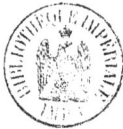

PAR

F. CHAPPELLIER

PARIS

AU SIÉGE ADMINISTRATIF, QUAI MALAQUAIS, 3

1857

AVANT-PROPOS

La viabilité dans Paris, question grave en tout temps, est devenue de nos jours l'objet des plus hautes sollicitudes ; tous essais de pavage en bois, en asphalte, en béton, sans avoir dit probablement leur dernier mot, ont tour à tour échoué sous la rude épreuve de lourds véhicules et d'une circulation incessante ; le pavé ordinaire a seul persisté avec tous ses inconvénients et ses avantages ; mais n'est-il pas à craindre que le macadam, sans doute très-essentiellement propre à la confection des routes et des larges voies, soit reconnu lui-même impuissant à satisfaire à toutes les prévisions d'un prochain avenir ?

Admettons, en effet, que les voies ferrées se multiplient encore ; que les nécessités des approvisionnements de toutes sortes prennent, dans Paris, un accroissement de plus en plus encombrant ; que des masses plus grandes de visiteurs affluent dans la capitale ; ne prévoit-on pas alors le besoin d'améliorer les procédés actuels de viabilité et surtout de transport pour suffire à tant d'exigences croissantes et simultanées ?

Nos rues ne resteront-elles pas encombrées et d'un entretien ruineux, tant qu'on n'aura pas trouvé d'abord le moyen de transformer en chariots plus légers *ces lourds et énormes véhicules qui transportent de la campagne dans l'intérieur de Paris* toutes les denrées, tous les matériaux nécessaires aux approvisionnements, aux constructions de bâtiments, à l'industrie manufacturière, de manière à permettre une disposition toute nouvelle des voies de circulation ? Selon nous, la question tout entière est là.

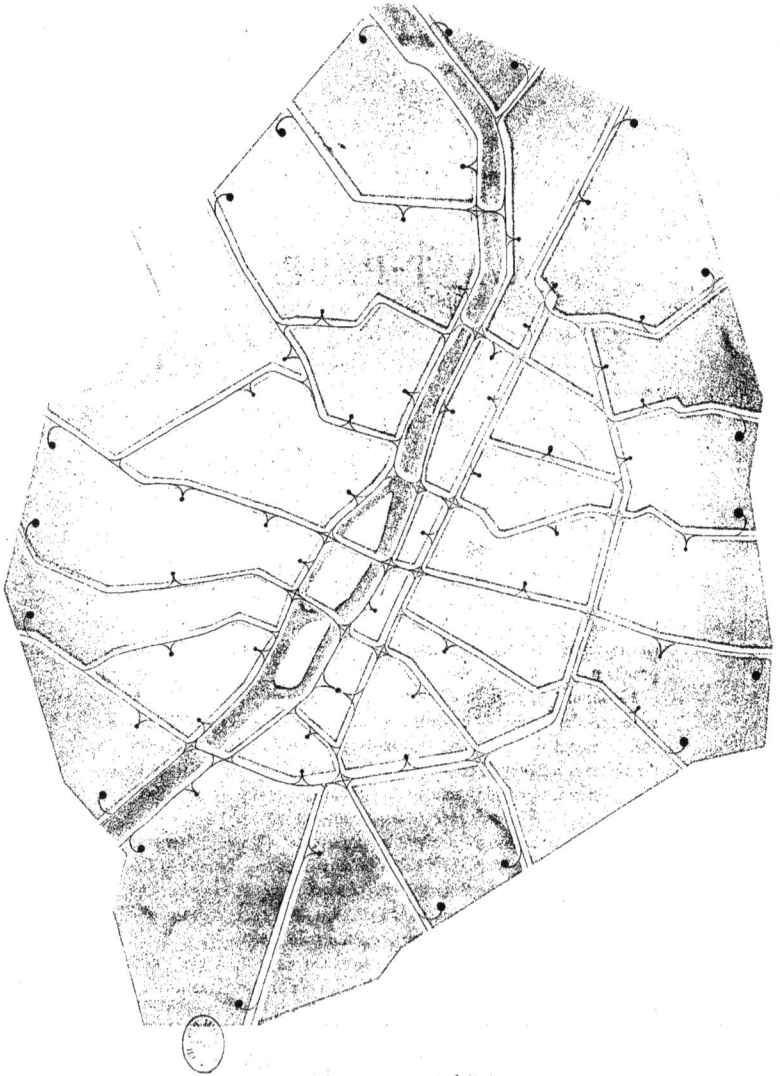

Ce sont donc ces vieux procédés séculaires de transport, toujours si respectés, auxquels il faut s'attaquer, qu'il convient, aujourd'hui, de transformer.

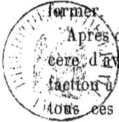

Après de longues et sérieuses études, nous émettons la conviction sincère d'avoir imaginé une organisation nouvelle, appelée à donner satisfaction à toutes les exigences du service de la capitale, à la débarrasser de tous ces encombrements dangereux et multiples de chariots, haquets, fourgons de poids et de dimensions énormes, sur la voie publique, que rendent indispensables ses immenses besoins journaliers, en un mot, à transformer la viabilité de Paris dans l'intérêt de tous.

Pour exposer et démontrer aussi clairement que possible notre système, nous ne pouvions nous contenter d'une simple brochure qui n'admet, de fait, aucun des éléments nécessaires pour une démonstration sérieuse, comme plans, dessins, devis et controverses ; en conséquence, nous faisons paraître cette PUBLICATION HEBDOMADAIRE *sous forme de lettres* accompagnées de dessins, plans, devis, etc., etc., destinée à exposer d'abord l'ensemble de notre combinaison générale, puis à résoudre une à une les difficultés prévues ou à prévoir avec les calculs établis sur échelles.

Pendant le cours de cette publication et aussitôt que nous aurons quelques adhésions sympathiques, nous demanderons au gouvernement la faveur de créer une société *privilégiée*, concentrant en elle toutes les forces actives devant concourir à la recherche des meilleurs procédés d'exécution de notre système.

Dès que cette société, dite d'*expériences*, aura reçu l'approbation du résultat de ses premiers travaux, elle se constituera définitivement alors en société d'*exploitation* des voies de circulation.

L'ensemble de notre système comprenant des voitures *automatiques* qui peuvent, *à fortiori*, circuler sur des rails légers et à niveau, déjà nous sommes en instance, près de l'autorité supérieure, pour la création d'*un chemin de fer-promenade* dans le bois de Boulogne : idée pratique, exécutable à bref délai, dans de bonnes conditions, et se rattachant à notre projet d'ensemble.

Cette demande en instance consiste dans l'application immédiate sur une échelle, restreinte d'abord, du fonctionnement de ce système de voitures *automatiques*, susceptibles d'être utilisées sur des pelouses, dans des fourrés qu'elles traversent à niveau, sans traces apparentes, sans être gênées, sans gêner, et aussi bien applicables sur des pavages perfectionnés.

Nous espérons que l'édilité parisienne verra volontiers s'établir notre nouveau système de viabilité, tendant, selon ses constantes sollicitudes, à affranchir, un jour, Paris du millier d'énormes véhicules qui obstruent les voies ordinaires de sa circulation, en même temps qu'elles les écrasent, les détruisent, et à donner, comme dernière conséquence, à cette belle capitale, le cachet original et gracieux d'une physionomie toute nouvelle.

PUBLICATIONS PRÉLIMINAIRES

Un texte imprimé, *sous forme de lettres*, accompagné de dessins sur échelles ou vues prises à l'intérieur et aux abords de Paris, va commencer par mettre en évidence la possibilité et les avantages de la *transformation* projetée.

Cette publication préparatoire est, tout d'abord, indispensable :

1° Aux capitalistes qui voudraient prendre un intérêt dans la société ;

2° Aux entrepreneurs de Paris qui désireraient participer à ses travaux.

Elle intéressera aussi, nous l'espérons, quiconque se plaît à suivre pas à pas les transformations de la capitale au point de vue de l'utilité et de l'agrément.

PRIVILÈGE DE TOUT SOUSCRIPTEUR. Tout souscripteur, pour six mois, aux publications ci-dessus, acquiert, de droit, le titre de fondateur ; il se trouve ainsi privilégié pour les prises d'actions dans la société qui sera créée :

1° Pour le projet de *chemin de fer-promenade* dans le bois de Boulogne ;

2° Pour la viabilité nouvelle dans la capitale et ses abords.

Chaque souscripteur fondateur a essentiellement le droit de nous adresser ses observations ou contre-projets.

Sitôt la formation de la société, dite d'*expériences*, ce souscripteur continuera à recevoir, *mais alors gratuitement*, deux fois par mois, et ce pendant toute la durée d'existence de la société définitive, les dessins, plans, vues d'ensemble, etc., des principaux travaux pour l'installation des voies à exécuter, tant à l'intérieur qu'à l'extérieur de la capitale.

Cette publication hebdomadaire constituera donc, en réalité, pour le souscripteur, d'abord un historique raisonné, démonstratif, très-essentiel, des voies et moyens d'opérer: mais, de plus, lors de l'exécution des travaux, un compte-rendu le plus attrayant et le plus précieux qu'il puisse désirer.

MODE DE PUBLICATION : Une feuille paraît par semaine, offrant au *recto* un dessin ou plan, au *verso* un texte explicatif.

Chaque livraison est portée à domicile pour Paris; dans les départements, elle est prise chez les libraires correspondants, ne pouvant, vu sa grande dimension et le fini de son exécution, être pliée pour la poste.

F. CHAPPELLIER.

PROJET DE VIABILITÉ DANS PARIS ET SES ABORDS.

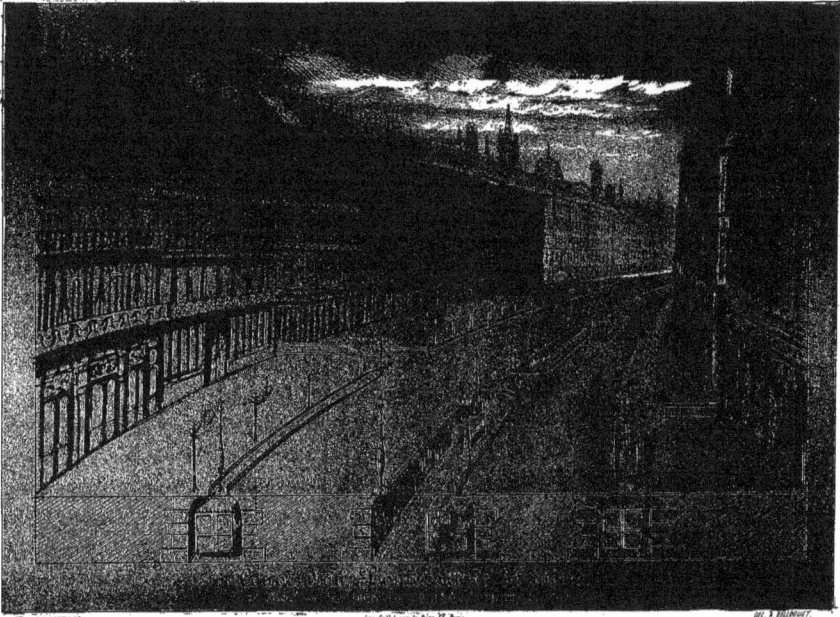

Imp. Lemercier, rue de Seine 57. Paris.

DES. V. BALTOUET.

BOIS ET PARC DE BOULOGNE

Avant d'entrer dans la discussion, bien plus longue et surtout plus sérieuse, de la viabilité dans Paris, nous abordons, comme préliminaire convenu, notre projet de *Chemin de fer-promenade* dans le bois de Boulogne. Quelques livraisons suffiront pour exposer nos idées pratiques à cet égard. Nous avons l'espoir qu'on nous tiendra compte d'une initiative qui nous permettrait d'établir, en faveur des habitants de la capitale, des moyens agréables et instantanés de locomotion dans les lieux de plaisance qu'ils affectionnent le plus, de leur épargner ainsi non-seulement, à très-peu de frais, des lassitudes presque toujours inséparables des plaisirs qu'ils veulent prendre, mais d'ajouter encore un nouveau charme à leurs excursions lointaines.

Une première nécessité pour nous est de dire, en peu de mots, ce que fut le Bois de Boulogne jadis, ce qu'il est aujourd'hui, pour en venir ensuite à démontrer ce que, dans un intérêt général, au double point de vue de l'utilité et de l'agrément, on y pourrait ajouter pour en rendre la jouissance complète, et, dans ses mille parcours, accessible à tous.

BOIS DE BOULOGNE

(ANNÉES 707 A 1800)

Origine. C'était, au huitième siècle, une vaste forêt, appelée *Rouvre* ou *Rouvray*, couvrant tout le territoire représenté, de nos jours, par Sablonville, Neuilly, Clichy, Saint-Ouen, la plaine Saint-Denis, le Roule; Chilpéric en fit don, l'an 707, à l'abbaye de Saint-Denis; vers 1400, cette forêt prit le nom de *Saint-Cloud*; en 1597, celui de *Boulogne-Saint-Cloud*; et, finalement, celui de *Boulogne*, tout court.

État primitif. Sombre rendez-vous de chasseurs, de spadassins, de braconniers, de duellistes, elle était confiée, *ad honores*, à la garde de grands seigneurs; un subalterne remplissait leur office à l'endroit du gibier et des grilles. Olivier le Daim, favori de Louis XI amateur passionné de la chasse, était capitaine du Pont de Saint-Cloud, gardien de la garenne de *Rouvray*. D'étranges priviléges se rattachaient à ce poste. Pendant plus de deux siècles, l'ordonnance des chasses mit à la merci des gardes l'honneur et la liberté des familles. Combien de délinquants pendus ou condamnés aux galères!

Pour ajouter aux charmes de ce coupe-gorge, où notamment, le 21 juillet 1558, plusieurs Parisiens furent massacrés par des Anglais tombant sur eux à l'improviste, Henri III avait projeté de convertir le bois de Saint-Cloud en cimetière en faveur des chevaliers du Saint-Esprit, Ordre de sa création. Il aurait élevé, au centre de cette nécropole, probablement sur la lande déserte (aujourd'hui *Pré Catelan*) où la légende place, sous Philippe le Bel, au treizième siècle, l'assassinat du troubadour provençal Catelan, un magnifique mausolée pour y déposer son cœur et ceux des rois ses successeurs.

Chaque chevalier de l'Ordre se serait fait édifier une tombe en marbre avec sa statue, chacune d'elles séparée par des ifs : « Dans cent ans, pensait Henri III, ce sera une promenade amusante, au milieu de quatre cents tombeaux. » Si cet aimable roi renaissait de nos jours, il verrait, à cette même place, un pré émaillé de quatre cent mille fleurs.

Chateaux. Le Bois de Boulogne a possédé, tout à tour, trois châteaux : *Madrid, la Muette, Bagatelle.*

Madrid, près de Neuilly, est le plus ancien d'entre eux. François Ier, par une bizarre fantaisie d'humilité, le fit bâtir sur le modèle de sa prison de

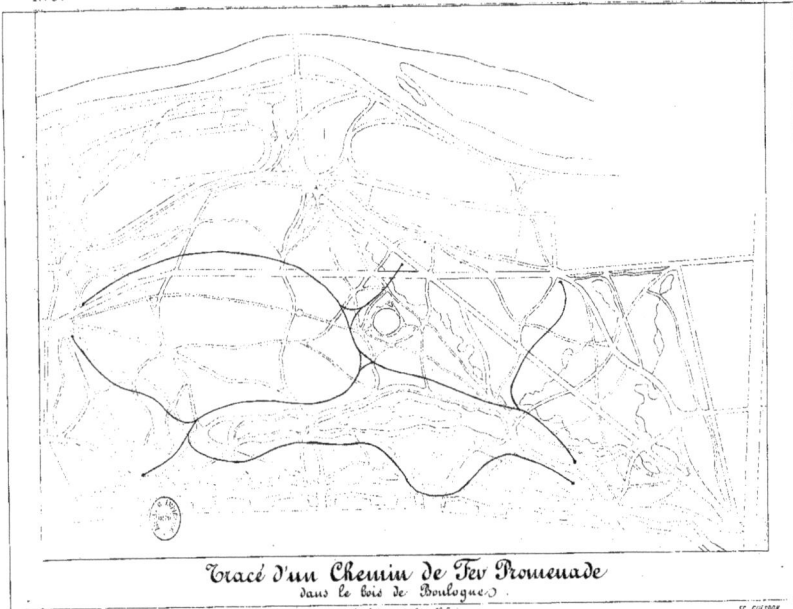

Tracé d'un Chemin de Fer Promenade
dans le bois de Boulogne.

Imp. Callet. rue de Seine. 33. Paris

Madrid; les rois de France l'embellirent successivement; c'est là qu'Henri II passait une partie de sa vie avec Diane de Poitiers; que Charles IX aimait à se retirer avec sa maîtresse; que notre Henri III, de gracieuse mémoire, faisait élever des lions et des ours qu'il se plaisait à faire battre avec des taureaux. Henri IV fit don de Madrid à Marguerite; depuis Louis XIV, ce château fut abandonné. Louis XVI en ordonna la vente et la démolition. C'est, de nos jours, une jolie maison de plaisance.

La Muette, près Passy, fut bâtie par Louis XV, sur l'emplacement de la *Meute* (ancien rendez-vous de chasse). Sa simple destination primitive n'étant bientôt plus en rapport avec la grandeur de ses bâtiments, le charme de son aspect, ses vastes pelouses et son avenue superbe, ce roi en fit un lieu favori de séjour.

Vendue pendant la révolution, démolie en partie, puis ravagée en 1815 par les Anglais, la Muette est aujourd'hui une simple propriété particulière.

Bagatelle, entre Longchamps et Madrid. Jamais, sur un si petit espace, on ne réunit plus d'art, de goût et de simplicité. Mademoiselle de Charolais y donnait des fêtes charmantes. A la mort de cette célébrité quelque peu fantasque, le comte d'Artois acheta ce délicieux séjour et l'embellit encore et si bien, qu'il prit le nom de *Folie-d'Artois*. Ce prince y plaça cette modeste inscription : *Parva, sed apta*. Plus tard, Bagatelle appartint au duc de Berry.

Hélas! de toutes les splendeurs de Madrid, de la Muette, de Bagatelle, il ne reste plus maintenant que des vestiges, une simple tradition, de fugitifs souvenirs. Tout ce passé brillant devait être éclipsé, en 1857, par bien d'autres merveilles.

PARC DE BOULOGNE

(1800—1857)

Nous avons parlé jusqu'ici de rendez-vous de chasse et d'anciens châteaux, car nos rois de France s'occupaient beaucoup plus de leurs plaisirs et de leurs amours que de l'entretien et des embellissements du Bois lui-même; aussi, vers la fin du dix-huitième siècle, ses arbres étaient-ils presque tous décrépits, mourant de vieillesse; les jeunes taillis offraient seuls quelque verdure.

C'est à Napoléon Ier qu'appartient l'initiative de sa régénération. Ayant choisi Saint-Cloud pour résidence, il ordonna la restauration du Bois de

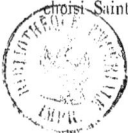

4

Boulogne, fit relever ses murs d'enceinte, peupler ses fourrés de gibier, créer des allées nouvelles, parer ses avenues de mille arbres verts pour l'agrément des promeneurs dont, jusqu'à lui, personne ne s'était guère soucié encore.

Malheureusement ces embellissements furent, pour la plupart, détruits en 1815 ; des chênes séculaires tombèrent sous la hache d'Écossais, de Prussiens, d'Anglais qui s'en chauffèrent, s'en construisirent des baraques. Et cette dévastation fut telle même, qu'on désespéra de pouvoir, de longtemps, jouir d'un ombrage quelconque au bois de Boulogne.

Mais de quoi peut-on désespérer en France? Depuis 1820, d'année en année, l'œuvre de destruction des étrangers disparut ; on replanta de nombreuses allées de sycomores, de platanes, de hêtres, de sorbiers, de mélèzes, d'yeuses. Bref, on compte aujourd'hui, dans le parc de Boulogne, plus de vingt-six espèces de chênes.

Ce n'était là, du reste, que le prélude de tant d'autres merveilles que nous voyons, depuis deux ans, s'accomplir sous nos yeux ; il était réservé à l'empereur Napoléon III de se constituer le nouveau régénérateur de notre vieux bois de Boulogne, de le transformer en un parc délicieux, immense, digne tout à la fois de la magnificence impériale et de la plus belle Capitale du monde.

Ici c'est un *lac*, puis une *rivière* qui se déploient et serpentent ornés de pavillons, de grottes, de kiosques, de chalets, de barques vénitiennes, viviers admirablement poissonneux, bordés de routes verdoyantes que sillonnent des milliers d'élégants équipages ; là, c'est la mare de *Longchamps* et sa magnifique *cascade;* plus loin, à droite, un immense *hippodrome,* construit comme par enchantement, et sans rival en Europe ; en retour, près du village de Boulogne, de belles et vertes pelouses ; devant la porte Dauphine, cette admirable *avenue de l'Impératrice;* près d'Auteuil, la *butte Mortemart,* belvédère improvisé, remplaçant si merveilleusement le triste aspect de la *mare d'Auteuil,* vieille renommée déchue ; enfin, comme dernière merveille de ce parc, et plus riante assurément que les quatre cents tombeaux projetés par Henri III, c'est le *Pré Catelan :* profusion féerique de pelouses, de massifs, de riches bordures où vous admirez cent cinquante corbeilles de fleurs riches de douze cents plantes chacune, une clôture de sept mille rhododendrons, un jardin anglais, une serre d'été, en un mot, plus de quatre cent mille fleurs ; Éden éblouissant, embaumé, où tous les sens sont enivrés à la fois.

En résumé, voilà ce qu'est aujourd'hui le parc de Boulogne ; j'ai omis, à dessein, dans l'histoire de son passé, sa séculaire et célèbre promenade de Longchamps, seule consécration de fête annuelle dont il pût se glorifier depuis tant de siècles, puisqu'en dehors des trois jours de la semaine sainte l'ancien bois de Boulogne n'offrait, de toute éternité, à ses rares visiteurs, que les attraits du Ranelagh, de la porte Maillot, des alentours d'Auteuil.

En forme de revue rétrospective, rappellerons-nous qu'une ancienne abbaye, dont on voit encore aujourd'hui les derniers vestiges à la droite de l'*Hippodrome*, fondée qu'elle fut en 1261 par Isabelle de France, sœur de saint Louis, devint, jusqu'au seizième siècle, le saint asile des religieuses de Longchamps; que, depuis lors, la conduite scandaleuse des bonnes sœurs porta un coup funeste à cette pieuse fondation ; que, plus tard, la vieille abbaye de Longchamps devant acquérir un autre genre de célébrité, on s'y rendait en foule, les mercredi, jeudi, vendredi de la semaine sainte, en pèlerinage, pour assister à certain concert spirituel où se faisaient entendre, *aux ténèbres*, les voix les plus mélodieuses; que, cette fois encore, de nouveaux scandales étant survenus, l'archevêque de Paris fut contraint de proscrire tous concerts spirituels; plus de chants, partant, plus d'amateurs ; et, dès ce jour, l'église devint déserte. Toutefois la coutume du pèlerinage primitif se maintint, pendant deux grands siècles, sous forme de promenade, jusqu'à l'époque de la Révolution qui mit à néant cette tradition, comme tant d'autres de l'ancien régime.

Sous le premier Empire, la promenade de Longchamps, reprenant tout à coup faveur, devint, pour le beau monde de la capitale, l'occasion de faire admirer enfin le luxe de ses équipages, l'éclat de ses toilettes; sa célébrité se répandit jusque dans les pays étrangers ; des Anglais vinrent tout exprès en France pour disputer de magnificence avec la haute fashion de Paris; plus d'un figura même à Longchamps dans des voitures aux roues cerclées d'argent.

Plus récemment, cette mode de promenade sembla passer, pour renaître ensuite plus brillante sous la Restauration ; au dernier règne, elle allait déclinant d'année en année; la splendide métamorphose du parc de Boulogne lui vient assurer, pour l'avenir, une vogue toute nouvelle qui ne pourrait qu'être accrue encore par l'adoption de nos Chemins de fer-promenade dans le parc, pour le plus grand agrément de cette foule de piétons curieux, toujours arrêtés forcément, durant ces trois jours de la promenade, dans l'avenue des Champs-Elysées ou dans les premières allées de la porte Maillot. Et, si nous nous sommes permis une si longue digression, en apparence inopportune, sur l'antique promenade de Longchamps, c'est que notre initiative de chars automatiques nous semblerait devoir ajouter, sur tous les points de son parcours, à l'animation et au pittoresque de son coup d'œil.

Et maintenant abordons le point capital : celui de l'application de notre idée de Chemins de fer-promenade. Le parc de Boulogne, si admirablement percé qu'il est de larges et multiples artères où se déploient à la file, avec un si délicieux confort, tant de somptueux équipages ; où tant de promeneurs sont, faute de mieux, obligés pour ainsi dire, de tourner incessamment dans le même cercle que tous ces beaux équipages, possède cependant, sans qu'on s'en doute, des milliers de grands massifs, d'épais fourrés, inconnus, abandonnés, qui, mis un peu plus à jour et vivifiés par une viabilité rendue facile, serviraient admirablement comme voies de rapprochement, entre elles, de toutes les autres curiosités remarquables de ce parc et les plus distantes, à savoir : l'Hippodrome, la Cascade, les avenues de Boulogne, de Neuilly, de Maillot.

S'il est de toute notoriété qu'il devient presque impossible à tout piéton de la classe aisée et bourgeoise de Paris de visiter l'un de ces points éloignés à l'issue de sa promenade au lac, sans le secours de quelque ignoble fiacre de place, à deux francs l'heure (et le plus souvent introuvable), pour l'y conduire et l'en ramener, ne serait-il pas infiniment désirable, dans ces conditions d'impossibilité avérée, que la grande majorité de la population parisienne pût être appelée aussi à jouir de tout l'ensemble de ce parc merveilleux, même en un seul jour, à son gré, en tous sens, à peu de frais, non-seulement sans fatigue aucune, mais avec un plaisir toujours nouveau, soit qu'elle marche ou qu'on la promène en char, au lieu de se trouver, comme aujourd'hui, réduite à cheminer inévitablement de conserve près d'un brillant équipage ou d'un triste fiacre !...

Voilà, en un mot, quel serait le but ingénieux de notre Chemin de fer-promenade dans le parc de Boulogne.

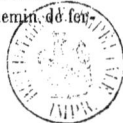

FIN DE L'AVANT-PROPOS

NOTA. — Ces quatre livraisons *préliminaires* complètent ce que nous avions à dire, comme *généralités*, de nos projets de viabilité ; dès la cinquième livraison commenceront les voies d'exécution de ces projets, avec dessins à l'appui, et sous forme, annoncée déjà, de lettres autographiées.

www.ingramcontent.com/pod-product-compliance
Lightning Source LLC
Chambersburg PA
CBHW050412210326
41520CB00020B/6570